CONTRIBUTION A L'ÉTUDE

DES

GELURES DES PIEDS

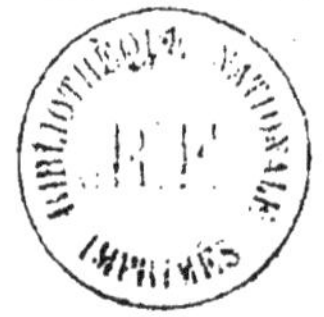

PAR

Le Dr Henri AUTHELAIN

Ancien Externe des Hôpitaux de Lyon.

GRANDE LIBRAIRIE MÉDICALE, SCIENTIFIQUE ET INDUSTRIELLE

A. MALOINE & FILS

PARIS
25-27, Rue de l'Ecole-de-Médecine

LYON
Rue de la Charité, 6

1915

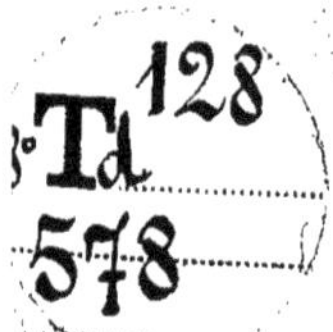

CONTRIBUTION A L'ÉTUDE

DES

GELURES DES PIEDS

Lyon. — Imprimerie A. Rey, 4, rue Gentil. — 69896

CONTRIBUTION A L'ÉTUDE

DES

GELURES DES PIEDS

PAR

Le Dr Henri AUTHELAIN

Ancien Externe des Hôpitaux de Lyon.

GRANDE LIBRAIRIE MÉDICALE, SCIENTIFIQUE ET INDUSTRIELLE

A. MALOINE & FILS

PARIS | LYON

25-27, Rue de l'Ecole-de-Médecine | Rue de la Charité, 6

1915

INTRODUCTION

Ayant observé un grand nombre de gelures des pieds, aussi bien pendant notre séjour sur le front que depuis notre arrivée à l'hôpital temporaire d'Is-sur-Tille, nous avons toujours été frappé de leur allure clinique spéciale, et surtout de ce fait curieux qu'un froid rigoureux n'était pas nécessaire pour les produire, puisqu'elles apparaissaient le plus souvent par une température au-dessus de zéro, et en des proportions si considérables que cette affection menaçait à un moment de devenir aussi redoutable que les balles ennemies.

D'autre part, la longueur de leur évolution, la lenteur désespérante de leur guérison, nous ont incité à rechercher, parmi les différents modes de traitement employés, ceux qui paraissaient donner les meilleurs résultats. Ayant appris qu'à Dijon tous les malades atteints de gelure des pieds étaient immédiatement dirigés sur l'hôpital temporaire du couvent de Talant pour y bénéficier d'un traitement spécial par l'air chaud, appliqué par le Dr Longin, professeur de dermatologie à l'Ecole de Médecine de Dijon, nous sommes allé à Talant. Le Dr Camuzet, médecin-chef de l'hôpital, nous a montré les résultats vraiment remarquables que le Dr Longin et lui-même ont obtenus par cette méthode ; il nous a donné tous les renseignements que nous lui avons demandés, et avec une telle bienveillance, que nous ne pouvons assez l'en remercier.

Il nous a paru dès lors intéressant d'étudier cette affection, d'en rechercher les causes, d'en décrire les formes cliniques, d'en exposer les divers traitements et, en particulier, celui que nous venons d'indiquer. On voudra bien nous pardonner toutes les lacunes de ce modeste travail, car les courts instants de loisirs dont nous disposons, les difficultés de recherches bibliographiques, ne nous ont pas permis d'approfondir cette question comme nous l'aurions désiré.

M. le professeur Tixier, professeur de clinique chirurgicale à la Faculté de Médecine de Lyon, a bien voulu accepter la présidence de notre thèse; nous ne saurions trop lui témoigner notre gratitude pour le très grand honneur qu'il nous fait.

Nous offrons à tous nos Maîtres dans les Hôpitaux et à la Faculté de Lyon nos respectueux hommages et l'expression de notre profonde reconnaissance.

Le Dr Longin nous a autorisé à prendre connaissance d'un rapport fait par lui sur le traitement qu'il préconise, et qui doit paraître dans les *Annales de Dermatologie.* Ses indications nous ont été d'un précieux secours. Tous nos remerciements lui sont acquis.

Notre reconnaissance va également au Dr Grillon, médecin-chef de l'hôpital temporaire d'Is-sur-Tille, et au Dr Roy, médecin traitant au même hôpital, pour les conseils qu'ils nous ont donnés et la bienveillante amitié dont ils ont toujours fait preuve à notre égard.

Nous ne pouvons oublier non plus le Dr Ferry, chirurgien à Dijon, le Dr Jobard, d'Is-sur-Tille, le Dr Rousseau, chirurgien de l'hôpital temporaire n° 7. à Mâcon, et le Dr Locquin, médecin traitant à l'hôpital 74, de Dijon, pour les renseignements précieux qu'ils nous ont fournis et dont nous les remercions.

A nos Maîtres dans les Hôpitaux :

Dr LECLERC, médecin de l'Hôtel-Dieu.
Première année.

Externat :

Dr VALLAS, professeur adjoint à la Faculté, chirurgien de l'Hôtel-Dieu.
Semestre d'hiver 1911-1912.

Dr VIGNARD, chirurgien de la Charité.
Semestre d'été 1912.

Dr CHATIN, médecin de la Charité, professeur agrégé à la Faculté.
Semestre d'hiver 1912-1913.

Dr DELORE, chirurgien des Hôpitaux.
Semestre d'été 1913.

Dr DEVIC, médecin de l'Hôtel-Dieu, professeur agrégé à la Faculté.
Semestre d'hiver 1913-1914.

Dr ALBERTIN, chirurgien de la Charité, de qui nous avons eu l'honneur d'être l'interne.

CONTRIBUTION A L'ÉTUDE

DES

GELURES DES PIEDS

I. ÉTIOLOGIE ET PATHOGÉNIE

Les gelures des pieds, qui ont été si fréquentes pendant la campagne de l'hiver dernier, ne paraissent pas dues seulement à l'action du froid. Sans doute, l'arrêt circulatoire, qui produit les accidents de gangrène, est bien dû, pour une grosse part, au spasme vaso-moteur produit par le froid. Mais une température au-dessous de zéro n'est pas nécessaire pour produire ce spasme. En Crimée, par exemple, de nombreux cas de congélation furent observés avec des températures de 4 degrés au-dessus de zéro. Et, pendant la campagne actuelle, n'avons-nous pas observé un nombre considérable de gelures par un hiver relativement doux ? De novembre en mars, en effet, pendant la saison des pluies persistantes, un nombre énorme d'hommes ont été mis hors de combat par suite de cette affection. Et, fait assez curieux, il y eut, par un hiver aussi doux, beaucoup plus de pieds gelés en proportion qu'en 1870, alors que, à cette époque, la température avait été de 15 à 20 degrés au-dessous de zéro. De plus, en 1870, toutes les parties périphériques exposées à l'air avaient subi l'action du froid, tandis que, cette fois, presque aucun soldat n'eut de lésions ailleurs qu'aux pieds. Enfin, l'on sait qu'il faut soumettre nos organes à une inaction complète et à une température de moins de 18 à 20 degrés pour que le froid arrête la circulation, coagule le sang et produise la gangrène. Or, aucun homme n'a subi cet hiver l'action d'une aussi basse température.

Nous sommes donc en présence d'une étiologie qui doit être recherchée, et, pour cela, examinons attentivement les conditions dans lesquelles ces accidents se sont produits.

Ces conditions ont toujours été les mêmes : les hommes étaient toujours dans les tranchées de première ou de deuxième ligne, tranchées en général inondées, mais l'eau n'y était pas glacée. Ainsi, dans l'Argonne, au mois de décembre, le thermomètre n'est jamais descendu au dessous de 4 degrés ; les hommes atteints venaient presque toujours des mêmes tranchées ; ils étaient tous restés de trois à huit jours dans l'eau boueuse remontant jusqu'au-dessus de la cheville, sans se déchausser. Au contraire, dans les tranchées bien aménagées, où on avait épuisé l'eau, on ne relevait pas ou presque pas d'accidents.

Voilà donc déjà deux facteurs dont l'action apparaît comme certaine : le froid humide et le séjour prolongé dans les tranchées, l'un, agissant par le spasme, le réflexe vaso-constricteur qu'il détermine ; l'autre, par le ralentissement de la circulation.

La station debout longtemps prolongée ralentit en effet et même arrête la circulation du pied par un mécanisme spécial : toute la plante du pied est occupée par un riche lacis de veines volumineuses et à parois minces ; dans la marche, quand le pied se détache du sol, ce lacis se gorge de sang, puis, quand le pied se pose à terre, la compression chasse le sang vers les veines de la jambe, seule voie rendue possible par les valvules. La station debout aplatit ce lacis veineux sans le laisser de nouveau se remplir. De là les engourdissements, les sphacèles locaux et même les syncopes qu'elle peut à la longue déterminer.

Déjà, au mois de décembre, le Dr François Debat insistait particulièrement sur ce fait qu'une des grandes causes de la gelure était le ralentissement de la circulation, ralentissement que le froid exagère par la vaso-constriction qu'il détermine, et tous les facteurs qui ralentissent la circulation interviennent également, en particulier le repos ; or, régulièrement, la première précaution des soldats atteints est de s'immobiliser, et c'est là le meilleur moyen d'aggraver le mal.

C'est par le ralentissement de la circulation qu'on peut expliquer la prédominance de la gelure au pied gauche. Sur 100 sujets examinés, le Dr Sicard a trouvé 16 fois une gelure exclusive à gauche, 22 fois une prédominance gauche, 54 fois une gelure à peu près symétrique, et, enfin, 8 fois seulement une prédominance droite. C'est que, dans l'attitude debout ou assise, les droitiers, c'est-à-dire l'immense majorité des sujets, exécutent inconsciemment des mouvements plus nombreux et de plus grande amplitude avec le pied droit qu'avec le pied gauche. Aussi, dans les circonstances spéciales de la vie des tranchées, la circulation sera-t-elle plus active dans le membre inférieur droit qui, de ce fait, résistera mieux à l'action du froid.

Il faut aussi faire jouer un rôle important à la compression exercée par les bandes molletières et les chaussures trop serrées. Le Dr Témoin a beaucoup insisté sur leur influence nocive. Pour lui, ces accidents ne relèvent point, en réalité, de la gelure, mais bien de la gangrène par arrêt de la circulation. Le rôle du froid, en l'espèce, est simplement favorisant. Ces accidents ont pour cause réelle les bandes molletières, les chaussures trop serrées, l'eau. Sous l'influence de l'humidité, les bandes compriment le bas de la jambe, ralentissent la circulation en retour, le pied gonfle et en même temps la chaussure se rétrécit; le pied macère dans l'eau, la température assez basse favorise la vasoconstriction; la circulation lentement, mais progressivement s'arrête et les extrémités sont frappées de mort. En définitive, qu'il y ait gelure ou arrêt de circulation, le résultat est le même; mais la distinction entre les deux mécanismes est cependant des plus importantes, car, si nous ne pouvons nous opposer aux effets de la gelure dont la production est en général rapide, il en est tout autrement pour la constriction de la jambe et du pied dont les effets sont lents à se produire.

Il nous semble que le Dr Témoin fait peut-être jouer un rôle trop exclusif à la compression, car il y a des cas où celle-ci manque totalement. Sans parler des soldats qui ont eu les pieds gelés et qui ne portaient pas de bandes molletières, nous avons observé un cas très intéressant de gelure des mains que le Dr Rousseau nous a montré. Il s'agissait d'un soldat qui avait fait plusieurs séjours dans les tranchées, en Argonne, par de fortes gelées, sans incident. Après une série de temps très humides et de pluies, il a commencé, à la relève, à souffrir des doigts, principalement de l'extrémité des phalanges; le malade comparait sa douleur à une forte onglée; sa situation est restée stationnaire pendant deux jours, puis il s'aperçut que ses phalanges se violaçaient; il lui fut impossible de se servir de ses doigts et il fut évacué. A son entrée à l'hôpital, la face palmaire de tous les doigts, sauf le pouce droit, présentait une plaque très nette de gangrène au début, s'étendant de l'extrémité du doigt au premier sillon. La compression n'est naturellement pas intervenue et l'humidité froide prolongée paraît bien avoir été la cause primordiale.

Enfin, il faut encore tenir compte des brusques écarts de température, et, pour ne parler que des engelures, ne se développent-elles pas surtout chez les gens qui, venus du dehors, exposent leurs pieds ou leurs mains à la chaleur du feu, brusquement et sans transition. On devra donc toujours se défier beaucoup du choc vaso-moteur et réflexe produit par un réchauffement trop brusque. Larrey avait remarqué la fréquence de gangrènes particulièrement graves survenant non seulement aux extrémités et au visage, mais au dos, aux cuisses, etc., chez les soldats qui s'étaient chauffés trop longtemps et de trop près à un feu de bivouac.

Souvent aussi le dégel, par l'influence de l'humidité, devient une cause d'accidents nombreux. Ainsi, le lendemain de la bataille d'Eylau, le thermomètre qui était à — 19 degrés le 9 février, monta brusquement dans la nuit du 10 à + 6 degrés. Après ce réchauffement subit de la température, Larrey observa de très nombreux cas de congélation chez des hommes qui avaient, jusque-là, bien résisté.

A côté de ces causes locales il faut placer des causes générales qui jouent leur rôle également.

Les hommes atteints de cette affection sont presque toujours de jeunes soldats qui, le plus souvent, n'ont pas une apparence robuste. Dans les cas exceptionnels où l'on a affaire à des soldats dépassant la trentaine, on remarque qu'il s'agit de sujets malingres ou dans un état de santé défectueux.

On a invoqué l'alimentation presque exclusivement carnée, où les conserves ont une place importante, et, d'autre part, des infections fréquentes intestinales, pharyngées, toutes causes générales d'artérites et de névrites.

L'état variqueux des membres inférieurs favorise également la gelure.

Notons aussi l'influence nocive de l'alcool. Il est extrêmement nuisible et facilite beaucoup ces sphacèles causés localement par le froid. Les alcooliques, dont la circulation des réseaux périphériques laisse à désirer, paraissent plus enclins aux congélations et surtout aux congélations viscérales et à la mort subite.

Enfin, il faut encore faire entrer en ligne de compte l'effet débilitant du surmenage et la privation de sommeil.

Telles sont les conditions dans lesquelles apparaissent ces accidents. Les causes locales ont évidemment le rôle principal.

Ces différents éléments ainsi analysés peuvent se relier les uns aux autres de la manière suivante :

Le facteur initial nous apparaît comme étant l'humidité froide prolongée ; celle-ci a pour résultat le spasme continu vaso-moteur des vaisseaux du pied.

Dans le même sens agissent le séjour prolongé, l'immobilité dans les tranchées, la compression du pied par les bandes molletières et les chaussures racornies par l'eau. La diminution de calibre des vaisseaux du pied, le défaut de circulation en sont la conséquence.

Enfin, il semble bien probable qu'il faille faire intervenir aussi un ralentissement du cours du sang par fatigue du muscle cardiaque résultant de l'épuisement nerveux produit par le surmenage de l'organisme ou par la maladie, souvent par l'un et l'autre.

Ces différents facteurs ont pour résultat l'ischémie des territoires artériels intéressés. Si celle-ci est peu accusée, les lésions seront légères ; dans le cas contraire, on verra se produire de la gangrène ; puis le segment de membre gangrené sera envahi par des microbes anaérobies ; ceux-ci peuvent venir de l'extérieur par les effractions des téguments, mais ils peuvent peut-être aussi venir de l'intérieur par voie sanguine en raison du mauvais état général de beaucoup de soldats.

Mais si la circulation artérielle du segment de membre intéressé est ainsi troublée, son innervation ne l'est pas moins d'une manière dynamique par la compression ou l'inhibition. Le traumatisme dans son sens large n'est pas non plus sans jouer un rôle dans les lésions que l'on voit apparaître ; le fait de se maintenir sur des pieds malades, à circulation troublée, à innervation compromise, n'est pas sans influence. Ceci peut donner l'explication de ces plaques insulaires de sphacèle qui se produisent aux points de pression.

II. SYMPTOMES ET FORMES CLINIQUES

Nous distinguerons trois formes assez bien différenciées.

1° **Forme légère.** — Cette forme se caractérise par de l'œdème des extrémités inférieures. C'est un œdème spécial avec teinte habituellement blanche, plus rarement cyanique, ne se laissant pas déprimer en godet. Il remonte jusqu'au niveau des malléoles et parfois même jusqu'à mi-jambe. On ne peut mieux le comparer qu'à l'infiltration que l'on relève chez certains sujets d'amphithéâtre. Il s'agit d'un œdème de toute l'épaisseur du membre; les orteils sont très augmentés de volume et leurs articulations distendues par de la sérosité.

C'est en général après un séjour dans les tranchées humides où l'homme est resté debout pendant deux ou trois jours, qu'apparaissent les premiers symptômes. Le soldat ne se rappelle pas avoir éprouvé des douleurs particulièrement violentes sous l'action du froid; il a eu simplement une certaine sensation d'engourdissement des extrémités. C'est seulement après être sorti de la tranchée, au bout de 1 ou 2 kilomètres de marche, qu'il commence à se plaindre; il a la sensation de marcher sur des épingles. La plupart des soldats ôtent alors leurs souliers, parfois même ils sont obligés de couper la chaussure. A ce moment, on remarque cet œdème dont nous venons de parler.

Dans certains cas, le pied est anesthésié à la piqûre; mais plus souvent existent des phénomènes douloureux et d'intensité variable remontant assez haut dans le mollet et assez violents pour empêcher la marche. Il est à remarquer que dans cette forme, si légère soit-elle au point de vue lésion, la douleur peut être extrêmement vive.

Douleur provoquée. — La palpation est parfois horriblement douloureuse et réveille des douleurs qui dureront un quart d'heure au moins; elles affectent la forme de brûlures, de piqûres parfois atroces; le simple frottement est douloureux, les pansements et tous les enveloppements exacerbent la douleur.

Douleur spontanée. — D'ailleurs, même spontanée, cette dernière est telle que tout repos est souvent impossible. Ce sont des sensations d'élancement, d'arrachement, de torsion, de brûlure, survenant par crises, surtout la nuit; elles sont réveillées par la chaleur du lit, la position déclive des jambes. Pour décrire sa douleur, le soldat emploie souvent les mêmes comparaisons que le tabétique; tantôt il dit ressentir des douleurs « en éclair », tantôt il lui semble que « des chiens lui rongent les os ». Fait curieux, pour calmer leurs douleurs, les hommes recherchent tous à maintenir leurs pieds aussi élevés que possible.

La douleur peut persister très longtemps, alors même que les lésions sont presque complètement disparues. Nous avons observé beaucoup d'invidus qui, a leur entrée à l'hôpital, avaient des lésions apparentes si minimes qu'on aurait presque pu douter de la réalité de leur affection. Leurs pieds avaient repris à peu près la coloration normale, il fallait un examen attentif pour déceler quelques taches sur le dos du pied et un peu de gonflement. Et, malgré cette absence presque complète de lésions, le malade était dans l'impossibilité de marcher ; une pression modérée, un frôlement suffisaient à réveiller des douleurs insupportables qui survenaient également par crises spontanées. De plus, ces pieds si douloureux présentaient dans leur moitié antérieure une anesthésie à peu près complète.

Voilà donc une première forme, la plus frappante par l'opposition paradoxale qu'elle offre entre l'intensité des douleurs et la bénignité des lésions. Sans doute, dans les autres formes, le symptôme douleur existe également ; mais nous en avons donné une description détaillée dans ce paragraphe, parce qu'il nous a réellement semblé que c'était dans les formes bénignes qu'il se manifestait avec le plus d'acuité.

2° **Forme moyenne.** — Plus souvent les accidents sont plus graves. A l'œdème précédent fait suite un aspect phlegmoneux du pied. Des vésicules apparaissent sur la face dorsale, vésicules qui peuvent devenir d'énormes phlyctènes douloureuses. Elles contiennent de la sérosité citrine, parfois le contenu est teinté en rouge par le sang, et c'est généralement l'indice de lésions plus profondes. Certaines, sur le dos du pied, ont pris le volume d'une mandarine ; en même temps les orteils sont cyanosés et anesthésiés. Ces véhicules reposent sur des téguments œdématiés, donnant l'impression de plénitude, de tension complète, d'où l'apparence lisse et vernissée de la peau. Sur les points, comme à la plante des pieds, où l'épaisseur des téguments empêche la production des phlyctènes, il se produit un décollement en masse de l'épiderme qui est soulevé par la sérosité.

Pendant les jours suivants, la circulation se rétablit ou des taches noires de sphacèle de la peau apparaissent généralement aux points de pression et de frottement, à la face plantaire des orteils surtout. Ceux-ci s'éliminent très lentement, comme une gangrène sèche, et le pied reste très longtemps douloureux.

3° **Forme grave.** — Enfin la dernière forme est constituée par la gangrène massive, qui, suivant la date de production, va depuis la teinte livide du derme examiné après ablation de l'épiderme, jusqu'à la momification absolue, en passant par toutes les teintes du bronze.

Cette forme peut être humide ou sèche. Ces deux variétés semblent être conditionnées pour la rapidité du processus: les formes humides paraissant en rapport avec la prise en masse et brusque d'un territoire artériel important, la forme sèche avec la prise lente et progressive de territoires artériels moins étendus.

Les orteils seulement peuvent être pris; le sillon d'élimination siège alors à la racine des orteils. En plus des orteils, le métatarse peut être atteint, avec des lésions plus ou moins profondes et plus ou moins étendues. Le sillon d'élimination se dessine plus ou moins vite; il siège toujours au niveau d'une articulation, le plus souvent l'articulation métatarso-phalangienne. La plaie bourgeonne ensuite; mais le processus de la réparation est souvent troublé par des complications que nous étudierons tout à l'heure. Les lésions d'infection sont presque toujours la règle.

Phénomènes nerveux et artériels. — Le Dr Sicard a fait une étude approfondie de certains phénomènes nerveux et artériels qu'il nous paraît intéressant de résumer :

Dans la gelure de moyenne intensité, sans gangrène massive, mais avec ou sans sphacèle parcellaire, et vers la deuxième ou troisième semaine d'évolution, alors que les phénomènes inflammatoires s'effacent, on peut observer d'une façon à peu près constante un syndrome sensitif du type syringomyélique. A la base des orteils, ou dans le tiers antérieur de la région dorsale du pied, la sensibilité tactile reste intacte, tandis que les sensibilités à la piqûre thermique, sont considérablement diminuées, ou même font complètement défaut.

On note aussi des hypersensibilités plantaires de longue durée évolutive, ne s'étant accompagnées d'aucun signe nettement objectif et dans des conditions telles que la simulation ne peut être invoquée.

Assez souvent le réflexe achilléen est aboli pendant plusieurs semaines. L'abolition du réflexe rotulien est quelquefois observée.

L'examen mécanique et électrique des nerfs et des muscles de la jambe ne révèle que les réactions propres aux névrites en général, avec excitabilité mécanique accrue et fréquente diminution de l'excitabilité faradique et galvanique, mais sans inversion de la formule.

La température locale reste entièrement subordonnée aux réactions inflammatoires locales. Le thermomètre accuse une élévation des plus manifestes durant le stade congestif, s'abaissant, au contraire, lors de la momification des tissus.

Enfin, la pression artérielle est diminuée dans le membre où la gelure est prédominante ou exclusive.

Au point de vue de la circulation générale, le Dr Longin a recherché la tension artérielle : il a noté dans trois cas une élévation de la tension minima, un abaissement probable de la tension maxima, et, comme conséquence, une pression différentielle très faible. C'est l'indice d'un cœur soumis à un travail exagéré auquel il suffit mal.

Etat général. — Les cas légers évoluent sans provoquer aucun trouble. D'une manière générale, plus les lésions sont profondes, plus l'état général est touché.

Ce qui frappe d'abord chez ces malades, c'est une impression générale de fatigue et de surmenage : les traits sont tirés, le teint est plombé comme celui des infectés.

Très souvent il y a de la diarrhée dysentériforme, de l'entérite.

On note aussi parfois une teinte subictérique de la peau, un œdème de la face et des paupières, provenant peut-être d'une albuminurie observée par plusieurs médecins.

La fièvre est extrêmement fréquente dans les cas graves. Le Dr Longin attire l'attention sur sa persistance : elle persiste après l'ablation des parties malades, après le drainage des gaines infectées, et il est légitime de se demander si elle ne préexiste pas dans certains cas aux lésions auxquelles elle survit, et s'il n'existe pas une infection générale de l'organisme de cause inconnue, dont l'importance serait capitale sur la production des accidents gangreneux.

Enfin, la septicémie et la pyohémie peuvent s'installer au cours de la suppuration et entraîner la mort, si on n'est pas intervenu à temps par un traitement approprié.

III. ÉVOLUTION ET COMPLICATIONS

Il faut signaler d'abord des lésions d'infection en apparence secondaires, mais qui évoluent presque simultanément et qui sont presque toujours la règle dans les cas de gangrène. Des fusées purulentes se font fréquemment dans les gaines, remontant souvent très haut dans la jambe. Les articulations elles-mêmes peuvent être atteintes, elles suppurent, des fistules s'établissent; les os mêmes peuvent être détruits, mais surtout au-dessous d'un ulcère perforant dont le processus destructif gagne de proche en proche et s'étend jusqu'au squelette.

Le malade peut mourir de septicémie lorsqu'on n'est pas intervenu à temps.

L'évolution est très longue et la guérison des plus lentes. La cicatrisation s'arrête au moindre prétexte et le derme de formation nouvelle s'ulcère à tous propos. Des bulles, des phlyctènes, toutes les manifestations des troubles trophiques cutanés s'y montrent facilement. On a noté des ulcères rebelles, des cicatrisations incomplètes et souvent compromises, une atrophie des membres.

On a signalé des phlyctènes par poussée qui apparaissent sans motif ou que provoque une pression légère. Parfois, à leur suite, les téguments restent noirs, bronzés; le pigment s'accumule sur la couche cornée; la sécrétion sudorale s'exagère ou diminue; l'épiderme est rugueux; les poils épais, rudes, sont plus cassants; les ongles sont modifiés dans leur forme et dans leur nutrition.

On a observé aussi des paraplégies et des troubles trophiques sur le membre opposé à la gelure qui ne s'expliquent que par une névrite ascendante et une myélite consécutive.

Duplay et Morot ont signalé, jadis, du mal perforant plantaire.

Dans la convalescence et même longtemps après la guérison, les malades seront surveillés au point de vue des névrites ascendantes (douleurs excessives et prolongées, amyotrophies locales et à distance, troubles trophiques divers). Ces névrites sont quelquefois graves.

Enfin, il est une complication qui a une importance capitale, c'est le tétanos; elle est d'autant plus à noter que ces malades, n'étant pas des blessés, on ne songe guère à leur injecter du sérum antitétanique. Dans la plupart des cas, il y a eu mortification parcellaire des tissus, précédée de phlyctènes; le tégument des pieds s'est trouvé imprégné de terre directement ou par l'intermédiaire des chaussettes, soit avant l'action du froid, soit au moment même de l'enlèvement des chaussures.

Cependant, le tétanos a pu se développer parfois à la suite de gelures qui ne s'accompagnaient, au début, d'aucune ulcération, ni mortification. Nous donnons ci-dessous une observation très intéressante, qui nous a été communiquée à ce sujet par le Dr Rousseau.

Observation I

O..., vingt-sept ans, 11e régiment d'infanterie. Le malade entre à l'hôpital le 1er janvier 1915, évacué du front pour gelure des pieds. Il n'a pas de blessures.

Après un séjour de trois jours dans les tranchées pleines d'eau à mi-jambes, le malade se plaint de crampes dans les mollets, d'engourdissement des pieds et de gêne notable dans la marche ; puis, impossibilité totale de la station debout.

1er janvier. — A l'entrée, le malade a de la congestion des deux pieds, de l'œdème malléolaire et un léger œdème prétibial. Les douleurs sont intolérables, nécessitant une injection de morphine, localisées surtout aux pieds, mais s'irradiant dans le mollet et la cuisse. Sur la face dorsale du pied gauche, au niveau de l'articulation métatarso-phalangienne, se trouve une plaque livide, mais *sans plaie*. On fait une désinfection des pieds à l'eau oxygénée, puis un bain tiède au sérum physiologique, progressivement réchauffé et un pansement au sérum, sans imperméable. Il se produit un léger soulagement ; il n'y a pas de température.

2 janvier. — La plaque commence à se violacer sur les bords, restant livide au centre ; les orteils prennent une teinte noirâtre. La sensibilité est totalement abolie, mais l'œdème a diminué. Les douleurs sont toujours très vives ; le pied droit toujours œdématié est moins douloureux. On fait de l'air chaud à 80 degrés pendant une demi-heure, puis un pansement au sérum. Le soulagement est notable, le malade dort une partie de la nuit.

3 janvier. — Toute la face dorsale du pied gauche est noirâtre ; il se forme un sillon très net limitant la gangrène commençante, mais sans sphacèle. Les lésions paraissent superficielles et localisées aux téguments. Les douleurs

sont très atténuées. A droite, il n'y a aucun changement. On fait de l'air chaud et un pansement sec.

Le malade commence à présenter un léger trismus et un peu de raideur de la nuque. On fait une injection intraveineuse de 20 centimètres cubes de sérum antitétanique et 10 centimètres cubes de persulfate de soude à 1/100. On fait également de la morphine.

Vu la rapidité de l'affection tétanique, l'intervention est proposée au malade qui refuse.

4 janvier. — La gangrène envahit tout le dos du pied et des orteils. Des accès convulsifs tétaniques apparaissent. On fait une nouvelle injection de sérum. Le malade accepte l'amputation qui est pratiquée dans la matinée.

L'affection tétanique continue d'évoluer après deux essais infructueux de ponction lombaire et d'injection de sulfate de magnésie dans le canal rachidien : chaque tentative produisait de l'opisthotonos. La mort a lieu dans la nuit.

L'intérêt de cette observation réside dans l'infection tétanique, qui a évolué après une gelure, *sans plaie*.

On devra donc pratiquer une injection préventive de sérum antitétanique dans tous les cas de gelure, quels qu'ils soient.

IV. TRAITEMENT

1° TRAITEMENT PRÉVENTIF

Le moyen le plus courant qu'emploient les soldats pour se protéger contre le froid, c'est le graissage avec de l'huile, de la vaseline ou du saindoux.

Un bon moyen est de mettre deux paires de chaussettes, l'une en coton appliquée directement sur la peau, l'autre en laine. On a l'avantage de la couche d'air interposée et on évite l'irritation de la peau par la laine. Mais il ne faut pas que les chaussettes soient trop épaisses pour comprimer le pied dans une chaussure trop juste, sans quoi elles seraient plus nuisibles qu'utiles.

Certains soldats se sont bien trouvés d'avoir enveloppé leurs chaussures et leurs bottes de lainages divers. D'autres ont préféré interposer entre la chaussette et le tégument fortement graissé du papier enroulé autour du pied sous forme de bandelettes. Il n'est pas besoin d'ajouter que les graisses, les papiers ou lainages divers employés à cet effet doivent être préservés de toute souillure de terre, afin d'éviter une porte d'entrée au bacille tétanique.

Pour empêcher les chaussures de racornir et de laisser pénétrer l'eau, il sera bon d'enduire le cuir de graisse ou mieux de pétrole.

Mais, de tous ces moyens préventifs,le plus efficace consiste à lutter contre l'immobilité prolongée dans les tranchées, de même qu'à éviter la constriction du pied. Il faudra donc diminuer la longueur du séjour dans les tranchées, faire la relève plus souvent si possible. En tous cas, il faudra astreindre tous les hommes exposés au froid, et surtout au froid humide, à enlever leurs chaussures une ou deux fois par jour et à pratiquer à ce moment un léger massage des pieds. Il faudra aussi leur recommander, à l'arrivée au poste de repos, d'éviter de s'approcher du feu. Enfin, il faudrait installer pour les hommes ayant les pieds engourdis un mode de couchage permettant de garder les pieds en position élevée.

La chaussure devra être l'objet d'un soin particulier. Elle doit être large. Très souvent, dans la chaussure réglementaire, il n'y a pas un rapport conforme aux données anatomiques entre la place réservée au point d'appui intérieur, orteils et métatarses, et celle qui est réservée au reste du pied. De telle sorte que, pour éviter que le pied ne soit trop au large au niveau du cou-de-pied, on comprime l'extrémité antérieure, celle qui a le plus besoin de place et de mobilité.

Il faut, au contraire, que l'on puisse mouvoir les orteils dans tous les sens, les fléchir et les rétendre, les écarter et les rapprocher, exactement comme si le pied était à nu.

Pour que l'extrémité des orteils n'arrive pas jusqu'à l'extrémité de la chaussure, il sera bon de laisser un espace libre de 3 centimètres environ.

L'extrémité antérieure du pied est, en effet, la partie

la plus accessible aux compressions vasculaires et la plus exposée au froid. C'est le siège initial des accidents gangreneux.

La liberté absolue du pied est donc une condition indispensable pour permettre une circulation active, et celle-ci est la meilleure protection contre le froid, indispensable ensuite pour éviter la constriction qui résulte de l'enflure du pied.

Quant à l'usage des bandes molletières, il a été, en général, très critiqué. Nous rappellerons, à ce propos, qu'il y a plusieurs années déjà, un médecin de l'armée faisait le procès des bandes molletières à un point de vue général, et il ne craignait pas d'en demander la suppression.

Il est évident qu'il y a là une question de technique très importante, mais il ne semble pas que, bien appliquées, elles aient un effet nuisible. C'est, d'ailleurs, l'avis de M. Charcot, chef de deux expéditions polaires très rudes. « Bien mises, dit-il, c'est-à-dire ajustées, mais non serrées, avec des chaussures très larges, les bandes molletières valent cent fois mieux que les bottes et les remplacent. J'ai toujours porté et fait porter à mes hommes des bandes molletières, et nous leur devons la conservation de nos pieds. »

En résumé : graissage des pieds chaque jour, et, par conséquent, délaçage des brodequins, port d'une chaussure large et bien faite, amélioration des tranchées, mobilisation aussi fréquente que possible des orteils et du pied, séjour moins prolongé dans les tranchées, tels sont les différents moyens prophylactiques qui doivent être utilisés.

Malheureusement, ces différents moyens sont loin d'être toujours applicables. Mais, toutes les fois qu'on le pourra, on devra s'efforcer de les mettre en pratique.

2° TRAITEMENT CURATIF

Nous n'avons pas l'intention de décrire tous les modes de traitement qui ont été employés, car un tel chapitre ferait, à lui seul, l'objet d'une thèse. Nous passerons rapidement sur le traitement des formes légères et des formes moyennes, et nous parlerons surtout du traitement des formes graves avec gangrène, en insistant particulièrement sur le traitement par l'air chaud, tel qu'il a été employé à l'hôpital temporaire du couvent de Talant, à Dijon, par le Dr Longin et par le Dr Camuzet, et dont les résultats ont été vraiment excellents.

a) Traitement des gelures légères sans ulcération, ni mortification.

La thérapeutique devra surtout chercher à rétablir doucement la circulation.

Pour faire cesser l'arrêt circulatoire, les malades emploient souvent la chaleur : d'instinct, ils rapprochent le membre d'un foyer. Mais cette action de la chaleur est trop brutale et augmente beaucoup la tendance au sphacèle.

Les onctions avec un corps gras à peine attiédi, les frictions très douces, puis un peu plus énergiques à mesure que la peau reprend une teinte rosée, une certaine vitalité, sont plus efficaces et évitent cet inconvénient grave.

M. Piédallu préconise une graisse qu'on peut facilement fabriquer avec des produits dont l'intendance dispose à profusion et dont la formule est la suivante :

Suif	90	grammes.
Huile de pied de bœuf épurée.	8	—
Pétrole	2	—

Cette graisse peut être facilement fabriquée dans chaque centre d'abat et donne de très bons résultats.

Pour nettoyer le pied, on peut, une fois l'asphyxie locale disparue, faire usage d'eau tiède ayant bouilli et additionnée d'un quart d'alcool camphré et de savon.

On a utilisé avec succès, dans beaucoup d'hôpitaux, les bains de pieds tièdes à 33 ou 35 degrés, salés de préférence (sérum physiologique), répétés chaque jour et suffisamment prolongés. Dans l'intervalle, les pieds doivent être enveloppés dans une épaisse botte de coton cardé. Après trois ou quatre jours, on remplace les bains par des frictions à l'alcool camphré.

Les frictions sont, en effet, un excellent moyen pour rétablir la circulation. Elles arrivent souvent à ranimer des régions tout à fait exsangues, glacées et insensibles. On peut les faire sèches avec un morceau de laine ou de flanelle.

Mais le massage méthodique, comportant un massage léger des téguments, puis l'effleurage, paraît encore supérieur aux frictions.

Là où les ressources pharmaceutiques ne font pas

défaut, la pommade antiseptique de Championnière sera un excellent moyen de désinfection et de premier pansement.

Essence de géranium . .	ââ XV gouttes.
Essence de thym. . . .	—
Essence d'origan. . . .	—
Essence de verveine. . .	—
Microcidine	0 gr. 30
Vaseline stérilisée . . .	100 grammes.

Traitement palliatif. — Les douleurs, comme nous l'avons vu, sont souvent très vives, avec un caractère manifeste d'acuité nocturne. Le traitement général sera celui de toute algie, antipyrine, chloral, véronal et même morphine.

A. Un pansement qui paraît agir très efficacement, c'est celui à l'alcool glycériné, iodé, dont voici la formule :

Alcool à 70 degrés. .	80	centimètres cubes.
Glycérine ordinaire .	20	—
Teinture d'iode. . .	1	—

Dans l'intervalle de ces pansements, les bains tièdes, locaux, précédés de massage, en même temps qu'ils rétablissent la circulation, abrègent la période douloureuse et les réactions hyperesthésiques si pénibles.

B. *Méthode biokinétique de Jacquet.* — Cette méthode, appliquée aux gelures, donne de très bons résultats. Le principe essentiel est la mobilisation active en élévation forcée des extrémités atteintes. C'est le malade qui doit lui-même mobiliser énergiquement ses membres gelés. Le tronc et la tête à plat sur le lit, il passe ses deux mains sous une cuisse et élève verticalement le membre inférieur, qui forme ainsi un angle droit avec le plan du lit. Puis il tâche de faire exécuter peu à peu tous les mouvements possibles de flexion, d'extension et de circumduction à ses articulations des orteils et du cou-de-pied. Les articulations, raides au début, s'assouplissent progressivement et les mouvements augmentent de force et d'amplitude. Cet automassage doit être pratiqué pendant quatre à cinq minutes consécutives et renouvelé fréquemment huit à dix fois par jour au moins.

Très rapidement, les blessés sentent un grand soulagement; ils sont tous très affirmatifs à ce sujet. Au bout de quelques jours, les crises s'espacent et disparaissent. Mais, en plus de cette action palliative, cette méthode fait disparaître l'œdème, aide au rétablissement de la circulation et accélère la guérison.

Elle peut être employée non seulement dans les formes légères, mais dans tous les cas de gelures, comme adjuvant du traitement que l'on aura institué.

b) Traitement des gelures de forme moyenne avec phlyctènes et escarres limitées.

On a employé des pansements aussi nombreux que variés. Parmi toutes les pommades et toutes les poudres dont on s'est servi, citons les pansements iodés au 1/50, la pommade aux essences de Championnière, la pommade au salol camphré, la pommade de Reclus, la poudre d'ectogan qui est à la fois antiseptique et kératoplastique, la poudre composée de Championnière, etc.

Quel que soit le mode de pansement, on aura toujours soin d'entourer le pied d'ouate très lâche, d'éviter les bandes circulaires et serrées, qui entravent la circulation.

En tout cas, il faudra faire très attention aux antiseptiques trop forts qui peuvent avoir un effet désastreux. Ainssi, l'acide phénique, même additionné d'alcool ou de glycérine, forme un vernis caustique et nécrosant sur la peau. Les solutions de sublimé ne sont pas non plus à recommander. Le vin aromatique, moyen traditionnel dans les guerres du premier Empire, est loin d'être sans valeur, surtout si on l'applique tiède et même un peu chaud.

La solution d'acide picrique au 1/100 a été employée dans un assez grand nombre d'hôpitaux et a eu de bons effets.

Enfin, nous insistons sur une méthode employée par le Dr Locquin, médecin traitant à l'hôpital temporaire n° 74, de Dijon, et qui a donné des résultats véritablement très bons. Le principe, c'est le tannage de la peau. On crève d'abord les phlyctènes, puis on les frictionne doucement avec le mélange suivant :

Alcool.	200	grammes.
Glycérine.	100	—
Formol	15	—

Sur les parties nécrosées, on applique des compresses imbibées du même mélange, dont on modifie un peu la formule, c'est-à-dire qu'on met moitié glycérine, moitié alcool.

Entre les pansements, la méthode biokinétique peut être employée.

Au bout d'un mois à six semaines, l'escarre commence à se détacher. On peut alors donner des bains tièdes et, avec le bistouri, faire l'ablation des morceaux d'escarres.

Cette méthode, ainsi employée, donne des résultats rapides et des plus satisfaisants.

c) **Traitement des gelures graves avec gangrène.**

Il faut faire tout son possible pour éviter le traitement chirurgical précoce. On a beaucoup trop amputé de jambes pour pieds gelés dans certaines formations sanitaires, et beaucoup de soldats auraient pu conserver leurs membres avec un traitement bien conduit, car, pour faire une opération typique qui ait chance de succès, il faudra s'éloigner le plus possible de la limite du mal et faire de gros sacrifices, enlever, par exemple, le métatarse alors qu'il aurait peut-être suffi de sacrifier les orteils, faire une désarticulation tibio-tarsienne alors qu'on aurait peut-être pu conserver le massif du tarse.

D'autre part, l'infection est si précoce que l'on risque d'avoir de la suppuration au lieu d'une réunion par première intention, et alors la cicatrisation est interminable. Il se peut aussi que l'on tombe sur des muscles qu'on croyait sains et qui sont baignés de pus.

Ainsi, ou bien de faire de gros sacrifices, amputer

très loin de la limite du mal, ou bien faire une amputation limitée, mais alors risquer presque sûrement de transporter les germes infectieux au delà de leur point d'origine et d'avoir une cicatrisation interminable, tels sont les gros inconvénients du traitement chirurgical précoce.

Il faudra instituer dès le début un traitement conservateur. Il n'est, en effet, pas surprenant de voir revenir à la vie et ne perdre que quelques morceaux d'eux-mêmes des pieds dont on dirait, à première vue, qu'ils sont voués à une gangrène totale. Il faut se rappeler que la conservation réussit souvent là où l'amputation semble tentante.

Quel sera donc ce traitement ? Il pourra consister à laisser l'élimination se faire naturellement, attendre que le mort se sépare du vif, et, en attendant, faire des pansements, des applications antiseptiques variés comme nature et comme forme. Mais il faudra se méfier beaucoup des antiseptiques forts.

Embaumement. — Une très bonne méthode d'attente est l'embaumement. Voici comment on la pratique : le pied est lavé à l'eau tiède et au savon, puis à l'éther. La peau étant bien asséchée, on applique des compresses imbibées soit d'huile goménolée au 1/10, soit de baume du Pérou, recouvertes elles-mêmes d'un pansement ouaté ordinaire. Répéter le pansement tous les jours ou tous les deux jours. On peut encore employer une formule préconisée par le Dr Mencière :

Iodoforme	10 grammes
Gaïacol	10 —

Eucalyptol	10 grammes
Baume du Pérou. . .	30 —
Ether	100 —

Les résultats de la méthode par l'embaumement sont très bons. On l'a appliqué avec succès dans un certain nombre d'hôpitaux.

Une fois que le sillon d'élimination sera bien dessiné, que toute suppuration aura disparu, il sera souvent utile de prendre le bistouri et de faire une simple régularisation. Le traitement chirurgical se borne là. Mais il faudra faire de larges lambeaux, parce que les tissus sont mauvais et se sphacèlent facilement.

Cette méthode d'attente, quoi qu'elle donne des résultats excellents, a, cependant, l'inconvénient d'être très longue. De plus, des suppurations à distances peuvent se produire, d'autant plus graves que l'attente aura été plus longue. Nous allons voir que le traitement par l'air chaud, tel qu'il a été pratiqué à l'hôpital de Talant, paraît mettre à l'abri de ces inconvénients.

V. TRAITEMENT PAR L'AIR CHAUD

Le traitement par l'air chaud peut être employé dans toutes les formes de gelures. Mais c'est dans les cas de gangrène qu'il prend réellement toute son importance. Le Dr Longin a employé à l'hôpital de Talant une méthode spéciale que nous allons décrire.

Mode de traitement. — 1° Dès l'arrivée du malade, on découpe l'épiderme aux ciseaux partout où son ablation est facile; la teinte livide du derme s'aperçoit alors.

Puis on fait une longue application d'air chaud, à température hyperémiante, pendant quinze à vingt minutes, une demi-heure. Cette application sera répétée pendant quelques jours; elle a pour but le dessèchement des parties malades, qui ne se fait pas attendre, l'apparence du pied de momie étant obtenue en deux ou trois jours, et l'apparition rapide du sillon d'élimination. On se rend compte ainsi de ce qu'il sera possible de conserver et de ce qui est irrémédiablement détruit.

2° Une fois que le sillon est dessiné, on intervient par carbonisation en employant l'air surchauffé à 700 ou 750 degrés, au moyen de l'appareil que nous décrirons tout à l'heure. On pourrait évidemment faire ce travail au bistouri, mais alors on risquerait, en sectionnant les vaisseaux, d'ouvrir des voies plus larges à l'infection, tandis que la carbonisation aseptise tout ce qu'elle touche et arrête immédiatement les hémorragies qui pourraient se produire. Elle laisse une escarre superficielle qui se détache après le premier ou le second pansement et au-dessous de laquelle les téguments apparaîtront rouges et de bonne apparence.

Au cours de la séance de carbonisation, on pourra explorer les clapiers purulents qui auraient pu se produire dans les gaines, les ouvrir, les stériliser par un jet d'air surchauffé.

3° Dans la suite, on renouvelle chaque jour les applications d'air chaud à température hyperémiante pour activer le travail de réparation. Entre chaque séance, on aura grand avantage à recouvrir la plaie de baume de Copahu ou de baume du Pérou, et à employer les enveloppements au moyen de compresses imbibées de liqueur d'Hoffmann. On peut également recourir avec succès à une préparation inventée par M. Brocq, consistant en une pâte faite avec du camphre finement pulvérisé et du jus de citron ; elle trouve son indication quand la plaie prend une apparence grisâtre et sanieuse ; le nitrate d'argent en solution faible peut également être recommandé.

Par cette méthode, on arrive très vite à obtenir une cicatrisation. Sans doute, dans certains cas, le moignon ainsi obtenu est sans valeur et il faut faire, dans la suite, une régularisation pour obtenir un point d'appui convenable. Mais, outre qu'on conserve tout ce qui est susceptible d'être conservé, on a, à la seconde intervention, le bénéfice d'opérer dans un milieu propre, sans avoir la crainte de voir l'infection s'installer et nécessiter par la suite un sacrifice plus considérable. Enfin, le traitement par l'air chaud a encore le grand avantage d'être un sédatif puissant des douleurs, souvent intolérables, qui fatiguent le malade.

Bien entendu, et quel que soit le traitement qu'on emploie, il ne faut pas oublier le traitement général. Il consiste à désintoxiquer le malade par des purgations, à lutter contre l'infection par la quinine, le collargol ; à soutenir le cœur par la caféine, la spartéine, l'huile camphrée, bref, à remonter le malade par tous les moyens possibles.

Pour ce traitement, le Dr Longin s'est servi, à l'hôpital de Talant, d'un appareil fabriqué par la maison Gaiffe, de Paris, dont nous allons donner la description schématique.

Description de l'appareil. — L'appareil se compose essentiellement :

1° D'une sonde ou générateur aérothermique ;

2° D'un générateur d'air sous pression. Ce générateur peut être une distribution d'air comprimé ;

3° D'un tableau groupant les divers réglages et les appareils de mesures nécessaires aux applications.

Sonde ou générateur aérothermique :

L'appareil est réalisé pour permettre d'élever l'air jusqu'à 700 degrés, régime auquel on obtient une cautérisation instantanée des tissus soumis au jet d'air.

En principe, le générateur est composé d'une résistance chauffante autour de laquelle circule l'air dont on veut élever la température. L'ensemble est monté sur un manche isolant, tant au point de vue calorifique qu'au point de vue électrique.

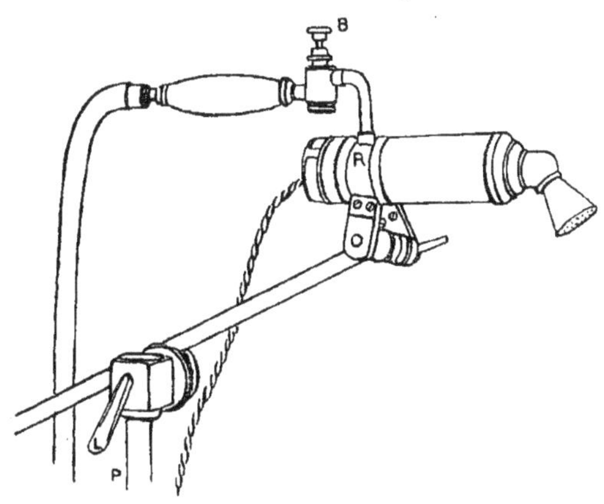

Le réglage de la température s'obtient d'une façon aussi précise que facile par la variation de l'intensité circulant dans la résistance chauffante.

On peut aussi agir sur le débit d'air passant dans la sonde au moyen d'un bouton poussoir (B) dont on peut régler l'ouverture par un écrou. Ce bouton permet également de supprimer la circulation dans l'appareil chauffant et de le rétablir ensuite brusquement. Cette manœuvre est fort intéressante pour beaucoup d'applications. Pendant cette opération, on découvre, au moment où la circulation est arrêtée dans la sonde, un orifice en communication avec l'extérieur, qui laisse échapper au dehors l'air qui ne passe plus sur la résistance chauffante. Cette précaution évite toute réaction sur le générateur d'air comprimé, même pendant ces très brusques variations de débit. A la sonde peut s'adapter une série d'ajutages interchangeables, de longueur et de diamètre différents et un ajutage en forme de pomme d'arrosoir pour le traitement des grandes surfaces.

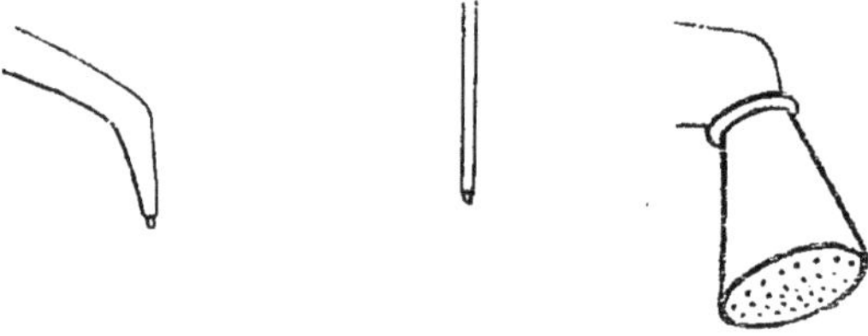

Pompe ou générateur d'air sous pression :

Cette pompe peut s'adapter facilement en bout d'arbre à un moteur électrique.

La pompe en elle-même est constituée par une masse de fonte circulaire animée d'un mouvement de rotation et dont l'axe est excentré par rapport au corps cylindrique de la pompe.

Trois volets A, A′, A″, glissant dans des rainures et appliqués contre le corps de pompe par la force centrifuge, partagent ce dernier en compartiments isolés les uns des autres, et dont le volume est variable.

Supposons que la rotation s'effectue dans le sens inverse des aiguilles d'une montre, l'orifice O sert à l'aspiration de l'air, qui se trouve bientôt emprisonné entre les deux volets A, A″ ; puis le mouvement de rotation se continuant, cet air expulsé par l'ajutage T, sous une pression variable avec les débits demandés à la pompe.

La vitesse de fonctionnement varie entre 400 et 1.000 tours à la minute.

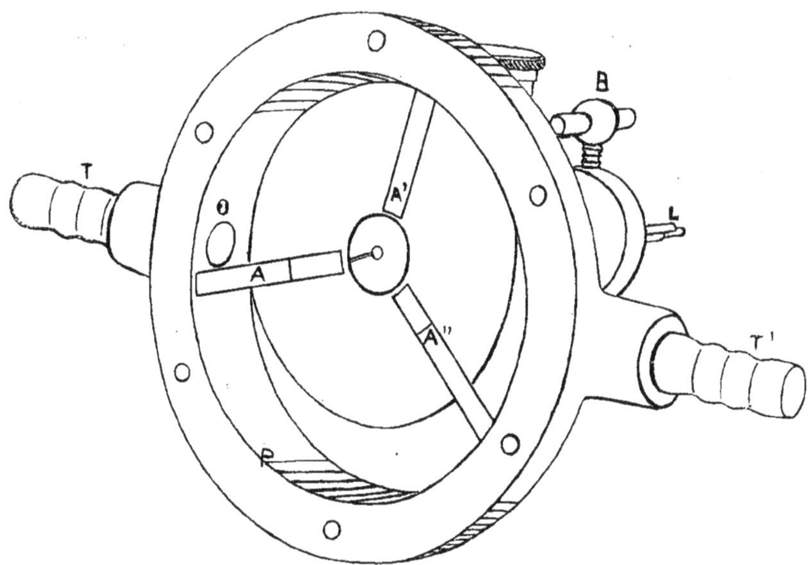

Un générateur d'air très pratique est le groupe moteur-pompe, qui peut s'adapter à une commutatrice pour cautère et lumière.

Le principe de la pompe en est le même.

Enfin, pour régler l'intensité dans la résistance chauffante des sondes, pour mesurer cette intensité, pour surveiller la pression de l'air, on utilise un tableau qui groupe les divers réglages et les appareils de mesure.

Pour les traitements à domicile, la maison Gaiffe a condensé le générateur aérothermique, le groupe moteur-pompe et le tableau, en un ensemble contenu dans une boîte se prêtant facilement au transport; les deux circuits, sonde et moteur, sont munis de conducteurs souples, de grande longueur, et sont séparés de façon que l'on puisse se brancher sur deux prises de lampes différentes, ne faisant pas partie, autant que possible, de la même salle : ceci dans le but de prendre le courant nécessaire au fonctionnement de l'appareil, sans danger de faire fondre les plombs de l'installation.

Nous citons maintenant une série d'observations qui mettent en valeur l'efficacité du traitement que nous venons de décrire.

Observation II

M..., 111e régiment d'infanterie, vingt-quatre ans. Le malade vient d'Esme, en Argonne. Il portait des molletières. Il est resté six jours et une nuit dans les tranchées, dans la boue humide. Il est transporté le 23 décembre à Esme, puis à Dombasle et à Neufchâteau. Entre le 31 décembre à l'hôpital de Talant.

Pied droit : l'extrémité des orteils est couvert de bulles séro-sanguinolentes. Au dessous, le derme est rouge noir, infiltré de sang. Le pied est œdématié. Une tache noirâtre paraît à la face plantaire du premier métatarsien. Il y a quelques points de sphacèle aux points de pression de la chaussure, au talon, à la base du gros orteil.

Pied gauche : on observe des lésions symétriques, mais moins accentuées.

Une injection de sérum antitétanique est pratiquée le 2 janvier.

On donne des douches d'air chaud pendant quinze à vingt minutes tous les jours. Dans l'intervalle, on fait un pansement à l'alcool-éther.

Au bout de quelques jours, la phalange s'élimine partiellement.

On continue les douches d'air chaud et, au bout d'un mois et demi, la guérison est presque complète.

Observation III

V..., 58e régiment d'infanterie. Le malade vient de l'Argonne, il portait des molletières. Il était resté six jours de suite dans les tranchées, dans la boue et la terre grasse. Il y avait eu une seule gelée blanche le deuxième jour.

Il ne s'est jamais aperçu que ses pieds étaient gelés ; il n'avait pas eu froid. Il était resté sans nourriture les trois derniers jours. Il s'est fait évacuer, le 19 décembre, pour dysenterie, sur Bar-le-Duc et, le 20, sur Bourbonne. A ce moment, il avait les pieds œdématiés et des taches noirâtres sur les doigts.

Entré à Talant le 25 décembre. A son arrivée, on constate une momification complète des deux pieds jusqu'à la tête des premières phalanges. La peau est complètement noirâtre, desséchée, sans odeur, sans œdème. L'insensibilité est absolue.

Pas de fièvre au début, 37°8 le deuxième jour. Injection de sérum antitétanique le 2 janvier 1915. On fait des douches d'air chaud jusqu'au 4 janvier. A ce moment, le sillon d'élimination étant bien dessiné, on fait par carbonisation un véritable Chopart droit.

A gauche, on veut faire un essai : on laisse le lambeau plantaire sphacélé en se contentant simplement de faire de l'embaumement. Mais il se produit de la résorption toxique, un état général grave, avec fièvre très élevée.

Au bout de cinq ou six jours, on enlève par carbonisation toute la plante du pied, on met presque à nu le calcanéum, puis on fait tous les jours des douches d'air. A partir de ce moment, le résultat est vraiment merveilleux, l'état général redevient bon, il se fait localement une amélioration très grande et très rapide. Les tissus deviennent rouge vif, la suppuration disparaît, et, au bout d'un mois et demi, on peut songer à faire une régularisation.

Observation IV

S..., 34ᵉ colonial, vingt ans. Vient des environs de Saint-Mihiel. Ne portant pas de molletières, mais des guêtres en cuir. Est resté quatre jours et quatre nuits dans les tranchées ; il n'y a pas eu de froid rigoureux, mais beaucoup de boue.

S'est plaint des pieds qui lui faisaient de plus en plus mal en marchant.

S'est fait évacuer le 19 novembre pour blessure du flanc droit et du pouce droit à la suite d'une attaque.

Entré à Talant le 21 novembre.

A son arrivée, on constate de l'œdème des deux pieds ; au pied gauche, une teinte bronzée par endroits, des plaques de sphacèle du pouce, dont la phalangette se nécrose ; quelques plaques bulleuses au centre de la plante du pied et au petit doigt.

Au gros orteil droit, plaque de sphacèle, de même qu'au petit doigt.

L'état général est mauvais : amaigrissement, diarrhée, inappétence, langue saburrale.

Pendant quinze jours, on pratique des douches d'air chaud, puis on fait une désarticulation du gros orteil gauche par carbonisation ; ensuite on reprend les douches qu'on fait également sur toutes les parties atteintes.

Le malade sort guéri au bout de deux mois ; on ne fait pas de régularisation.

Observation V

C..., 111e régiment d'infanterie. Vient de l'Argonne. Est resté dans les tranchées six jours et sept nuits, dans la boue, sous la pluie. A eu froid aux pieds pendant deux nuits. Se déchaussait fréquemment, mais avec peine.

S'est fait évacuer le 25 décembre, étant incapable de tenir debout.

Entre à Talant le 26 décembre.

Il présente un œdème des deux pieds remontant aux chevilles. La peau est chaude, luisante, tendue. L'état général est bon.

Injection de 10 centimètres cubes de sérum le 2 janvier. Le pied droit présente des plaques de sphacèle au niveau des quatre premiers orteils ; des taches livides se montrent sur la face dorsale du métatarse ; à la face plantaire existent des bulles.

Le pied gauche est œdématié sans lésions appréciables.

On donne tous les jours des douches d'air chaud. Le 8 janvier, la guérison est presque complète et, huit jours après, le malade est envoyé en convalescence.

Observation VI

V..., 111e régiment d'infanterie, vingt-neuf ans. Vient de l'Argonne. Portait des bandes molletières. Est resté six nuits et sept jours dans les tranchées.

Les pieds œdématiés peu à peu rendent impossible l'enlèvement du soulier.

S'est plaint du froid, les pieds dans l'eau et dans la boue, sous la pluie. Ses jambes devenaient raides ; il ne sentait plus ses pieds. Il est tombé à bout de forces le 22 décembre 1914. Entré à Talant le 31 au soir, souffrant énormément avec une température de 40 degrés.

A son arrivée, on fait du sérum antitétanique et de la morphine. Il présente une teinte livide, bronzée, noirâtre aux extrémités des pieds et un anneau noirâtre au-dessus des chevilles, à trois travers de doigt à droite, à deux travers de doigt à gauche. On voit sur les pieds des plaques de sphacèle verdâtre, de l'infiltration, de grandes bulles séro-sanguinolentes. L'insensibilité est complète, sauf sur une petite zone inféro-interne du pied droit. En somme, gangrène humide des deux pieds.

L'état général n'est pas bon : la température est à 38° 5 ; la langue est saburrale ; l'appétit fait défaut. On donne des douches d'air chaud pendant huit jours jusqu'à ce que le sillon d'élimination soit très marqué. Le 9 janvier, on fait une désarticulation tibio-tarsienne gauche par carbonisation ; il y a de la myosite des fléchisseurs.

A droite, on fait une résection par carbonisation également à 12 centimètres au-dessus des malléoles. Il y a aussi de la myosite des fléchisseurs et du jambier antérieur. On ouvre les gaines, toujours par carbonisation, et on draine.

Dans la suite, on reprend les douches d'air chaud. La guérison marche vite. Il sort le 6 mars pour une régularisation.

Observation VII

M..., 131e régiment d'infanterie, vingt-quatre ans. Vient de l'Argonne. Portait des molletières. Est resté quatre jours et quatre nuits dans les tranchées, dans l'eau et la boue. Depuis quelques jours, ses pieds étaient œdématiés ; il ne pouvait plus quitter ses souliers ; il perdait l'appétit. Evacué le 24 décembre pour douleurs des pieds et des mains.

Entré à Talant le 31 décembre.

Sérum antitétanique le 2 janvier.

A l'entrée, ses pieds jusqu'à la cheville présentent une teinte livide, des bulles citrines et séro-sanguinolentes, gangrène des 2e, 3e et 4e orteils gauches.

On donne des douches d'air chaud pendant une huitaine de jours, puis on fait une désarticulation par carbonisation des 3e et 4e orteils gauches et de la 3e phalange du 2e orteil gauche.

Après l'amputation, on assiste à la formation de plusieurs plaques de gangrène humide sur les orteils droits et gauches dont la chute laisse à nu les tendons, les gaines, le squelette, baignant dans un liquide verdâtre, putride, d'odeur infecte. Formation de bourgeons charnus qui saignent au moindre contact. On reprend les douches d'air chaud tous les quatre jours. Sort le 6 mars en très bon état.

Observation VIII

A..., 111e régiment d'infanterie, vingt-deux ans. Vient de l'Argonne. Portait des bandes molletières très serrées. Est resté six jours et six nuits dans les tranchées par la pluie et la boue. Il a gelé le troisième jour.

S'est fait évacuer le 22 décembre, avec des douleurs violentes, un œdème énorme, une teinte cyanosée des membres inférieurs jusqu'aux genoux.

Arrivé à Dijon le 28 décembre ; est traité par l'acide picrique et la poudre de Lucas-Championnière ; est envoyé à Talant le 31 décembre. Sérum antitétanique le 2 janvier.

A son arrivée, gangrène massive; gangrène humide avec début de momification des orteils et du talon ; le derme infiltré a une teinte bronzée. Il y a un début de sillon à deux travers de doigt au-dessus de la malléole. L'insensibilité est complète. Il y a de la douleur spontanée profonde, de la douleur à la pression sur les trajets artériels ; quelques phlyctènes citrines et séro-sanguinolentes au talon. Des fusées purulentes se font dans les gaines.

Dix jours après son arrivée, on fait une désarticulation tibio-tarsienne gauche par carbonisation également au-dessus de l'articulation tibio-tarsienne.

A été très anémié ; a fait un peu de septicémie. Le traitement dans la suite s'est continué par les douches d'air chaud.

Le résultat a été remarquable. Le malade est sorti le 6 mars, guéri. Il n'y a pas eu besoin de faire une régularisation.

Observation IX

V..., 82e d'infanterie, vingt-trois ans. Vient de l'Argonne. Ne portait pas de molletières, mais des guêtres en cuir.

Est resté quatre jours dans les tranchées par la pluie et la neige. Il a gelé le troisième jour. Mais, dès le premier jour, a ressenti des douleurs violentes au pied, des crampes dans les mollets. S'est fait évacuer, le 25 décembre, avec des gonflements et une teinte livide, violacée, du pied droit, remontant jusqu'à la cheville.

Arrivé à Dijon le 28. Entré à Talant le 31. Au pied droit, il y a une gangrène noirâtre du pouce et de l'index, et une plaque de sphacèle jusqu'à la moitié de l'espace interosseux. Il y a aussi de nombreuses phlyctènes citrines et séro-sanguinolentes sur la face dorsale du pied.

Douches d'air chaud au début.

10 janvier. — Désarticulation par carbonisation des deux premiers orteils.

Puis, de nouveau, douches d'air chaud.

Sort le 6 mars, guéri, sans régularisation.

Observation X

M..., 58e d'infanterie, vingt-deux ans. Vient de Chauvoncourt. Est resté deux jours dans les tranchées, du 19 au

20 novembre, dans la boue ; pas de neige. Portait des molletières. Depuis quelques temps, il était déprimé et perdait l'appétit. Il n'avait, au début, qu'une simple impotence fonctionnelle et de l'œdème des jambes et des pieds.

Le pied droit devient violacé.

Il est évacué, le 21 novembre, sur Rupt, Pierrefitte, Bar-le-Duc.

Arrivé à Dijon le 17 décembre, à Talant le 23.

A son arrivée, gangrène totale de l'avant-pied droit et gangrène des orteils gauches.

Dès son arrivée, on fait, par carbonisation, une désarticulation des orteils gauches, des orteils et des métatarsiens droits. Puis, dans la suite, on fait des douches d'air chaud. Sort en très bonne voie, le 6 mars, sans qu'il soit besoin de régularisation.

Observation XI

S..., 58e d'infanterie, trente-cinq ans. Est resté trois jours dans les tranchées, du 15 au 18 novembre S'est fait évacuer, le 19, pour œdème des membres inférieurs, avec asphyxie et plaque de sphacèle, teinte violacée des deux pieds.

Crampes dans les jambes, douleurs nocturnes.

Entré à Talant le 2 janvier 1915, venant de l'hôpital du lycée Carnot.

Il présente une gangrène sèche des phalanges du pied droit.

D'abord, douches d'air chaud jusqu'à la formation du sillon.

Puis, le 5 janvier, carbonisation : désarticulation de tous les orteils.

Au pied gauche, rien à signaler.

Sort, le 10 mars 1915, en très bon état. Evacué sur l'hôpital 77 pour une régularisation.

Observation XII

G..., 58e d'infanterie. Est resté du 13 au 20 novembre dans les tranchées, dans l'eau boueuse. Il y a eu une seule gelée.

S'est plaint d'élancements et s'est aperçu que ses pieds devenaient livides, violacés, avec œdème.

Evacué le 20 novembre 1914. Arrive à Dijon le 30 et à Talant le 15 décembre.

Au pied gauche, gangrène insulaire sèche de l'extrémité plantaire.

Au pied droit, gangrène sèche.

Douches d'air chaud pendant dix jours.

Puis, carbonisation : amputation du gros orteil droit et de la phalangette du 2e orteil droit.

Dans la suite, douches d'air chaud. Dans l'intervalle des douches, pansements au baume de copahu.

Sort le 10 mars, en très bon état, sans avoir besoin de régularisation.

Observation XIII

M..., 82e d'infanterie. Vient de l'Argonne. Est resté dix jours dans la tranchée, du 13 au 23 décembre 1914, dans la boue et sous la pluie. Portait des guêtres en cuir.

Peu à peu, engourdissement, talalgie et douleurs dans les chevilles.

S'est fait évacuer, le 24 décembre, pour impotence fonctionnelle. A ce moment, teinte violacée, marbrée, œdème jusqu'à la cheville.

Entré le 5 janvier 1915 à Talant.

A son arrivée, on constate du sphacèle et de la gangrène humide des orteils et du métatarse des deux pieds, plus à droite qu'à gauche.

Douches d'air chaud pendant trois jours.

9 janvier. — Désarticulation par carbonisation du métatarse, amputation partielle des deux pieds.

Dans la suite, douches d'air chaud tous les jours, pansements au baume de copahu.

Sorti le 6 mars, en voie de guérison.

Observation XIV

T..., 112e d'infanterie, vingt-deux ans. Est resté six jours dans les tranchées, du 10 au 16 novembre. S'est fait évacuer pour impotence fonctionnelle. A pu faire encore 10 kilomètres.

Entré à Talant le 21 novembre.

A l'arrivée, œdème énorme remontant aux genoux, avec traînée de lymphangite.

Température élevée. Etat saburral. Perte de l'appétit.

Aux deux pieds, gangrène humide, plaques de sphacèle de l'avant-pied, bulles séro-purulentes.

Au début, douches d'air chaud jusqu'à la formation du sillon d'élimination.

4 décembre 1914. — Carbonisation : amputation des deux pieds au niveau des métatarsiens.

Puis, douches d'air chaud tous les jours et pansements au baume de copahu.

Sorti en mars, guéri.

Observation XV

B..., 58e d'infanterie, dix-huit ans. Blessé à l'assaut de Chauvoncourt d'une balle qui brise le fémur gauche, resté sur le champ de bataille quatre jours, sans soins, dont deux jours de pluie. Reçoit une seconde balle qui le blesse au rein, d'une plaie pénétrante en séton, entre à la base de l'omoplate gauche et sort, à droite, dans la région lombaire.

Entré à Talant le 25 décembre 1914, venant de l'hôpital 71.
A son arrivée, œdème des deux jambes, plaques de spha-

cèle multiples à la face supérieure et inférieure, tissus noirâtres, gangrène humide. Infection généralisée.

Pied gauche : par carbonisation, on fait une résection des 2e, 3e, 4e et 5e orteils avec les métatarsiens, une contre-ouverture de la gaine des péroniers latéraux, une contre-ouverture de la gaine des fléchisseurs. Il y a une myosite de tout le groupe musculaire plantaire avec les gaines. On fait une contre-ouverture de la gaine du fléchisseur propre du pouce. Il y a une plaque de sphacèle au talon.

Au pied droit, on fait par carbonisation la résection de tous les orteils, dont le 4e avec son métatarsien. Plaque de sphacèle au talon. Arthrite suppurée du pied droit.

Dans la suite, douches d'air chaud tous les jours et pansements au baume de copahu.

Grosse amélioration rapide.

Sorti le 7 février 1915, en cours de traitement.

Observation XVI

T..., 82e d'infanterie. Vient de l'Argonne. Portait des guêtres en cuir. Est resté sept jours et sept nuits dans la tranchée.

Œdème des pieds dès le troisième jour. Douleurs de jambes.

Evacué le 20 décembre 1914, pour impotence fonctionnelle.

Arrivé à Talant le 24 décembre.

A l'entrée, œdème énorme des membres inférieurs jusqu'aux genoux. Peau rouge, luisante. Nombreuses bulles séro-sanguinolentes sur la face dorsale des pieds. Place de sphacèle humide à la face plantaire du 3e orteil droit.

Injection de sérum antitétanique le 25 décembre 1914.

Au début, douches d'air chaud jusqu'à la formation du sillon d'élimination.

Au bout d'une huitaine de jours, on fait, par carbonisation :

1° Une amputation partielle du gros orteil droit. On enlève seulement une partie de la phalange, et le recollement se fait.

2° Une désarticulation du 3e orteil droit. Le traitement consécutif consiste en douches d'air chaud et en pansements au baume de copahu.

Sorti le 6 mars, guéri.

Observation XVII

T..., 111e d'infanterie. Est resté quatre jours dans les tranchées pleines d'eau et de boue. Portait des molletières.

Arrive à Talant le 27 décembre 1914, avec un œdème des deux pieds, remontant jusqu'aux chevilles, quelques plaques de gangrène sèche superficielle sur les orteils et sur la voûte plantaire aux points de pression.

On fait simplement des douches d'air chaud. Le résultat est excellent, et le malade sort le 16 janvier 1915, guéri.

Observation XVIII

M..., vient de l'Argonne. Est resté sept jours et six nuits dans les tranchées, remplies d'eau et de boue.

Entré à Talant fin décembre.

Présente de l'œdème des pieds, des plaques insulaires de sphacèle sur les 3e et 4e orteils des deux pieds, ainsi qu'aux cous-de-pied droit et gauche. Douleurs nocturnes violentes.

On fait des douches d'air chaud tous les jours (chauffage modéré).

Sort le 16 janvier 1915, complètement guéri.

Observation XIX

L..., 58e d'infanterie. Vient de Saint-Mihiel. Est resté six jours dans les tranchées.

Portait des bandes molletières.

S'est plaint au début de douleurs dans les jambes.

Evacué le 24 novembre 1914, avec de l'œdème et des phlyctènes sur le pied gauche.

Entré à l'hôpital de Talant le 23 décembre.

A son arrivée, sphacèle des extrémités du pied gauche, plaque insulaire sur la face dorsale, chute des ongles, ulcérations suppurées.

Rien au pied droit.

Traitement par les douches d'air chaud et, dans l'intervalle, des pansements au baume de copahu.

Sorti le 26 février, guéri.

Observation XX

D..., trente et un ans. Est resté dans les tranchées, remplies d'eau, pendant sept jours. Petit à petit, raideur dans les jambes, crampes dans les mollets, gonflement.

Entré le 16 décembre 1914 à Talant.

Présente une plaque de sphacèle au pouce gauche, avec gangrène sèche de l'extrémité.

Carbonisation de l'extrémité du pouce à la fin de décembre.

Sort le 13 février 1915, guéri.

Observation XXI

C..., 131e d'infanterie, vingt ans. Est resté quatre jours et quatre nuits dans l'eau boueuse. Engourdissement des jambes et teinte violacée du pied gauche.

Entré à Talant le 2 janvier 1915.

A son arrivée, œdème du pied gauche; une seule plaque noirâtre à la base de l'ongle du gros orteil gauche et une plaque au point de pression plantaire.

Douleurs très intenses. Rien au pied droit.

Traitement par les douches d'air chaud (chauffage modéré).

Amélioration rapide ; les douleurs névritiques très intenses cessent peu à peu.

Sort le 10 février 1915, pour aller en convalescence.

Observation XXII

V..., 5e colonial, vingt-neuf ans. Vient de la Harazée, en Argonne. Est resté sept jours et sept nuits dans les tranchées avec de la boue jusqu'aux genoux. Au bout de quatre à cinq jours, engourdissement des jambes, crampes et fourmillements jusqu'aux genoux.

Le sujet retire ses chaussures en les coupant, impossibilité complète ensuite de se rechausser.

Fatigue générale, diarrhée profuse, inappétence.

Evacué le 12 janvier 1915.

Arrivé à Dijon le 15 janvier. Entre à Talant fin janvier. Il présente de l'œdème des deux pieds, en particulier des orteils, avec quelques plaques violacées à l'extrémité des orteils et à la racine du 1er orteil.

Traitement par les douches d'air chaud (chauffage modéré).

Sort le 26 février, guéri.

Observation XXIII

J..., 6e colonial, trente-deux ans. Vient également de la Harazée, en Argonne.

Est resté dans les tranchées pendant trois jours. Précédemment était à Ypres ; n'est arrivé dans la région qu'au 1er janvier. Souffrait déjà des pieds depuis quelque temps.

Etait chaussé de galoches en bois.

Evacué le 13 janvier 1915 : œdème des deux pieds, peau luisante, rouge, tendue, avec quelques phylctènes séro-sanguinolents sur un fond violacé.

Etat général satisfaisant, sauf quelques rhumatismes.

Entre à Talant le 15 janvier 1915. Injection de sérum antiténatique dès l'arrivée.

Sur la face dorsale des orteils des deux pieds, se trouvent des plaques noirâtres de sphacèle. Le 16, chauffage modéré, pansement à l'alcool-éther. Le 18, disparition presque complète de l'œdème, chauffage et pansement à l'alcool-éther et ainsi de suite.

Sort, guéri, le 26 février.

Observation XXIV

F..., 2e colonial, vingt ans. Vient de l'Argonne. Est resté sept jours et sept nuits dans les tranchées, dans l'eau. Portait des guêtres en cuir et des chaussures réglementaires.

Etait agent de liaison, et comme tel, devait garder une immobilité absolue pendant trois jours et quatre nuits.

S'est plaint d'engourdissement et de gonflement des pieds.

A pu se déchausser, et a remarqué un bourrelet au niveau de la cheville.

Evacué le 10 janvier 1915.

Entré à Talant le 15 janvier.

Il présente de l'œdème des pieds, des bulles citrines sur la face dorsale du 1er métatarsien gauche et sur la face plantaire du pied gauche.

Traitement quotidien par les douches d'air chaud avec chauffage modéré.

Sort le 13 février 1915, guéri.

Observation XXV

P..., 72e d'infanterie, trente ans. Vient de l'Argonne. Est resté cinq jours dans les tranchées de première ligne, dans la boue jusqu'aux genoux.

Le troisième jour, s'est plaint de fourmillements et de crampes dans les jambes.

Evacué le 13 janvier 1915. Arrivé à Talant le 15.

A l'entrée : œdème des pieds jusqu'aux chevilles. Teinte lie de vin uniforme des deux pieds, en decrescendo des extrémités vers la cheville. Pas de phlyctènes, ni de lésions extérieures.

Injection de 10 centimètres cubes de sérum antitétanique le 15 janvier 1915.

Tous les jours : douche d'air chaud avec chauffage modéré, et pansement à l'alcool-éther.

Sort le 13 février, guéri.

Observation XXVI

P..., 2e colonial, vingt-cinq ans. Vient de l'Argonne. Est resté quarante-huit heures dans les tranchées de première ligne, avec de la boue jusqu'aux genoux.

En quittant les tranchées de première ligne pour celles de deuxième ligne, a ressenti des fourmillements dans les pieds, et le bas des jambes.

Evacué le 13 janvier 1915.

Entré à Talant le 16 janvier. — A l'entrée, œdème des deux pieds, sans phlyctènes. Plaques violacées au niveau des points soumis à la pression.

Injection de 10 centimètres cubes de sérum le soir.

Tous les jours, douche d'air chaud avec chauffage modéré; pansements à l'alcool-éther.

Sort le 25 février, guéri.

Observation XXVII

L..., 5e colonial, vingt-cinq ans. Vient de l'Argonne (la Harazée). Est resté dans les tranchées sept jours et sept nuits, alternativement en première, deuxième et troisième lignes. Boue liquide jusqu'à mi-jambes. Guêtres réglementaires en cuir.

Le septième jour, douleurs vives, lancinantes, surtout marquées dans les régions plantaires et latérales des pieds. S'est rendu en deuxième ligne et y a passé la nuit.

Au moment de se mettre en route, le matin, les jambes ont refusé tout service. A été transporté à l'infirmerie d'où il fut évacué le 13 décembre 1914.

Arrivé à Talant le 16.

A l'entrée : œdème des pieds avec maximum à droite, ne dépassant pas les malléoles. Douleur à la pression, à la région plantaire. Pas de phlyctènes.

Injection de 10 centimètres cubes de sérum antitétanique.

Tous les jours douche d'air avec chauffage modéré.

Pansement à l'alcool-éther.

Sorti le 13 février 1915, guéri.

Observation XXVII

B..., vingt-huit ans. Vient de l'hôpital temporaire d'Is-sur-Tille.

Entré le 17 janvier 1915 à Talant.

Présente de l'œdème des pieds et quelques légères plaques de sphacèle sur la face supérieure des orteils et surtout du 4e orteil.

Douches d'air avec chauffage modéré.

Sort le 26 février, guéri.

Observation XXVIII

L..., vingt-six ans. Vient d'Is-sur-Tille, de l'hôpital temporaire.

Entré le 17 janvier 1915 à l'hôpital de Talant.

Gangrène des deux premiers orteils droits.

On fait par carbonisation l'amputation de la 1re phalange du gros orteil droit et la désarticulation du 2e orteil droit.

Envoyé le 6 mars 1915 à l'hôpital 76, pour une régularisation.

Observation XXIX

B..., vingt-huit ans. Entré à Talant le 17 janvier 1915. Vient de l'hôpital temporaire d'Is-sur-Tille.

Il présente un œdème du pied et de la jambe gauches, remontant jusqu'au-dessus du genou.

Arthrites suppurées des articulations phalangiennes des 1re, 2e, 3e et 5e orteils.

Lymphangite avec plaques marbrées sur la jambe.

Grandes plaques uniformément rouges dans la région du genou.

Hydarthrose du genou.

Etat général précaire.

Atteinte très légère du pied droit.

On fait le traitement par les douches d'air chaud, et de grands pansements à l'alcol-éther en permanence.

Il se fait un abcès de la gaine des extenseurs, on pratique une incision au bistouri, au bout d'une dizaine de jours, et on draine.

La lymphangite diminue très vite.

Le traitement consécutif consiste en douches d'air chaud avec chauffage modéré.

Sort le 6 mars 1915, presque complètement guéri.

VI. INDICATIONS DU TRAITEMENT CHIRURGICAL

Nous avons vu par ce qui précède que le traitement chirurgical précoce devait, dans la plupart des cas, être évité. Les résultats obtenus par le traitement conservateur le prouvent suffisamment. Que de malades auraient pu conserver leurs pieds si l'on avait su attendre ! Comme nous l'avons montré, on ne devra prendre le bistouri que pour faire une simple régularisation secondaire.

Cependant, il ne faut pas être trop exclusif. Il y a parfois des cas où l'on est obligé d'intervenir : lorsque la suppuration et l'infection sont trop grandes, que la carbonisation est impossible, faute d'une installation appropriée, et que la gravité de l'état général menace la vie du sujet, alors une intervention chirurgicale immédiate s'impose. Ce sont là les seules indications absolues.

Nous citons deux observations de malades soignés à l'hôpital temporaire d'Is-sur-Tille et chez qui il a été impossible d'éviter l'intervention chirurgicale précoce.

Observation XXX

S..., 82e infanterie. Le malade était resté six jours dans les tranchées, pleines d'eau et de boue.

Au bout du quatrième jour, il éprouve une sensation de pesanteur, d'engourdissement dans les pieds. Il quitte ses chaussures et éprouve de grandes difficultés pour les remettre.

Les douleurs sont très vives; la marche devient peu à peu impossible.

Evacué le 24 décembre 1914.

Entre à l'hôpital temporaire 65 le 27 décembre.

A l'entrée, il présente une gangrène humide de tous les orteils du pied droit et de la partie antérieure du métatarse ; la suppuration est déjà abondante.

Au pied gauche, la moitié antérieure des orteils seulement est prise; des plaques de sphacèle sanieuses se détachent.

Au début, on fait seulement des pansements antiseptiques, mais la fièvre élevée, l'état infectieux du malade obligent à intervenir.

A droite, on opère assez loin, au niveau des parties saines, on fait un Chopart.

Au pied gauche, on fait une amputation de tous les orteils.

L'état général s'améliore, mais la cicatrisation par première intention ne se fait pas, les fils ne tiennent pas et la guérison survient très lentement. Elle est entravée par des fusées purulentes dans les gaines, notamment dans les gaines des péroniens latéraux.

Enfin, petit à petit, avec des pansements variés (pommade de Reclus, poudre de Lucas-Championnière, solution de nitrate d'argent au 1/1.000), la cicatrisation parvient à s'achever lentement.

Le malade sort le 24 mars, complètement guéri et est proposé pour la réforme.

Observation XXXI

A..., 113e d'infanterie, dix-neuf ans. Le malade était resté cinq jours et cinq nuits dans les tranchées, ayant de l'eau jusqu'à la cheville. Il ne portait pas de bandes molletières, mais les simples guêtres réglementaires.

Il a commencé à souffrir le quatrième jour. Peu à peu, un œdème des pieds apparaissait avec des phlyctènes sur la face dorsale des orteils.

Evacué le 20 décembre 1914.

Entré à l'hôpital temporaire d'Is-sur-Tille le 27 décembre.

A l'entrée : gangrène humide, avec plaques de sphacèle, suppuration, odeur infecte, des orteils de chaque pied et du tiers inférieur des métatarsiens.

L'état général est mauvais, le malade est très amaigri et cachectique.

On essaye néanmoins de faire un traitement conservateur, mais l'état empire et une intervention est indispensable.

Le malade est opéré le 15 janvier 1915. La gravité de l'état général oblige à aller vite. On fait une amputation atypique au tiers inférieur des métatarsiens de chaque pied.

L'état s'améliore, mais le malade reste longtemps infecté.

Les fils ne tiennent pas, la plaie suppure et l'état général n'est pas bon.

Les douleurs sont parfois intolérables, surtout après les pansements, au point de nécessiter fréquemment une injection de morphine.

Enfin, on arrive petit à petit à remonter le malade, mais la cicatrisation est interminable. C'est en vain que l'on s'ingénie à trouver une substance qui l'accélère.

La pommade de Reclus, les applications très étendues de nitrate d'argent au 1/1.000, les bains tièdes arrivent cependant à donner des résultats.

Très lentement la cicatrisation se fait, l'état général devient bon, et le malade sort, guéri, le 15 mai, pour être proposé à la réforme.

CONCLUSIONS

I. — Le froid n'est pas la cause principale des lésions que nous venons d'étudier. Il faut incriminer en premier lieu l'action prolongée de l'humidité froide, et comme causes adjuvantes, d'une part, le ralentissement de la circulation provoqué par l'immobilité dans les tranchées, par une trop longue station debout ; d'autre part, la compression exercée par les bandes molletières ou des chaussures trop serrées.

II. — On a donc improprement donné le nom de gelures à une affection qui apparaît et évolue comme un trouble trophique d'origine névritique et vasculaire.

III. — Le traitement des gangrènes consécutives à cette affection sera avant tout un traitement conservateur. Parmi toutes les méthodes employées, deux donnent des résultats excellents : l'embaumement et l'air chaud.

IV. — Nous préconisons l'emploi de l'air chaud, consistant en douches d'air et en carbonisation, parce qu'il est plus rapide et met plus sûrement à l'abri des suppurations à distance.

V. — Le traitement chirurgical consistera en une simple régularisation, mais seulement lorsque le sillon d'élimination sera très accusé. Cette régularisation sera aussi limitée que possible du côté du squelette, mais, tenant grand compte de la mauvaise qualité des tissus qui se sphacèlent rapidement, les lambeaux seront donc toujours longs et étoffés. L'amputation précoce sera sévèrement proscrite, à moins cependant qu'une trop grosse suppuration et qu'un état septicémique ne viennent forcer la main.

VI. — Enfin, il est absolument indiqué de faire une injection de sérum antitétanique dès l'arrivée des malades à la première ambulance.

TABLE DES MATIÈRES

Lyon. — Imprimerie A. Rey. — 69877

www.ingramcontent.com/pod-product-compliance
Ingram Content Group UK Ltd.
Pitfield, Milton Keynes, MK11 3LW, UK
UKHW020416230726
13925UKWH00004B/1456